Selbstgemachte Proteinriegel-Rezepte für ein beschleunigtes Muskelwachstum für Marathonläufer: Steigere auf natürliche Weise dein Muskelwachstum und reduziere den Fettanteil, um schneller zu laufen und länger zu bestehen

Von

Joseph Correa

Zertifizierter Sport-Ernährungsberater

COPYRIGHT

Diese Veröffentlichung dient dazu fehlerfreie und zuverlässige Informationen zu dem auf dem Cover abgedruckten Thema zu liefern. Es wird mit der Einstellung verkauft, dass weder der Autor noch der Herausgeber befähigt sind, medizinische Ratschläge zu erteilen. Wenn medizinischer Rat oder Beistand notwendig sind, konsultieren Sie einen Arzt. Dieses Buch ist als Ratgeber konzipiert und sollte in keinster Weise zum Nachteil Ihrer Gesundheit gereichen. Konsultieren Sie einen Arzt, bevor Sie mit diesen Meditationsübungen beginnen, um zu gewährleisten, dass sie das Richtige für Sie sind.

DANKSAGUNG

Die Durchführung und der Erfolg dieses Buches wären ohne die Unterstützung meiner Familie nicht möglich gewesen.

Selbstgemachte Proteinriegel-Rezepte für ein beschleunigtes Muskelwachstum für Marathonläufer: Steigere auf natürliche Weise dein Muskelwachstum und reduziere den Fettanteil, um schneller zu laufen und länger zu bestehen

Von

Joseph Correa

Zertifizierter Sport-Ernährungsberater

INHALTSVERZEICHNIS

ÜBER DEN AUTOR

Als zertifizierter Sport-Ernährungsberater und Profi-Sportler, glaube ich fest daran, dass die richtige Ernährung dir dazu verhilft, deine Ziele schneller und effektiver zu erreichen. Mein Wissen und meine Erfahrung haben mir über die Jahre geholfen, gesünder zu leben. Diese Erkenntnis habe ich mit meiner Familie und meinen Freunden geteilt. Je mehr du über gesunden Essen und Trinken weißt, desto schneller wirst du deine Lebens- und Essensgewohnheiten ändern wollen.

Erfolgreich darin zu sein, dein Gewicht kontrollieren zu wollen, ist wichtig, da es all deine Lebensbereiche verbessern wird.

Ernährung ist der Schlüssel auf dem Weg zu einer besseren Figur. Darum soll es auch in diesem Buch gehen.

EINLEITUNG

Selbstgemachte Proteinriegel-Rezepte für ein beschleunigtes Muskelwachstum für Marathonläufer werden dir dabei helfen, deinen täglichen Protein-Konsum zu steigern und dein Muskelwachstum dadurch anzuregen. Diese Mahlzeiten werden deine Muskeln auf eine organisierte Art und Weise stärken, indem sie deinem Speiseplan eine gesunde Menge an Proteinen zufügen.

Zu beschäftigt zu sein, um richtig zu essen, kann manchmal zu einem Problem werden. Darum hilft dir dieses Buch Zeit zu sparen und deinen Körper richtig zu ernähren, damit du die Ziele erreichen kannst, die du erreichen willst. Achte darauf, was du zu dir nimmst, indem du deine Mahlzeiten selbst zubereitest oder sie dir zubereiten lässt.

Dieses Buch wird dir dabei helfen:

-Muskeln schneller aufzubauen.

-die Erholungszeiten zu verbessern.

-mehr Energie zu haben.

-deinen Stoffwechsel zum Zwecke des Muskelaufbaus auf natürliche Weise anzuregen.

-dein Verdauungssystem zu verbessern.

Joseph Correa ist ein zertifizierter Sport-Ernährungsberater und Profi-Sportler.

SELBSTGEMACHTE PROTEINRIEGEL-REZEPTE FÜR EIN BESCHLEUNIGTES MUSKELWACHSTUM FÜR MARATHONLÄUFER

1. Schokoladen-Protein-Riegel

Zutaten:

1 Tasse Haferflocken

3 Kellen Proteinpulver – Schokoladengeschmack

3 EL Erdnussbutter (nimm Bio-Erdnussbutter)

1,5 Tassen fettreduzierte Milch

2 EL brauner Zucker

Zubereitung:

Schokoladen-Protein-Riegel sind sehr leicht zuzubereiten. Sie sind lecker und gesund zur selben Zeit. Vermische die Zutaten, bis seine klebrige Masse entsteht. Sei geduldig – das kann etwas dauern (ungefähr 15 Minuten). Verwende Plastikbehälter für die Schokoladenriegeln (wenn du keine hast, nimm kleine Käsekuchen-Formen) und besprühe sie leicht mit Backspray. Verwende immer fettfreier Backspray, wenn du diese Schokoladen-Protein-Riegel zubereitest. Teile die Mischung in acht gleich große Teile und befülle die Behälter damit. Lass sie über Nacht im Kühlschrank stehen. Wenn du möchtest, kannst du etwas Süßstoff auf deine Protein-Riegel geben.

Nährwertangaben:

Kohlenhydrate 10,2g

Zucker 5,9g

Proteine 12,2 g

Fette insgesamt (gute, einfach gesättigte Fettsäuren) 11,6g

Natrium 123,8 mg

Kalium 85mg

Calcium 45,5mg

Eisen 0,33mg

Vitamins (Vitamin A; B-6; B-12; C; D; D2; D3; K; Riboflavin; Niacin; Thiamin; K)

Kalorien 53

2. Riegel mit Vanillepudding

Zutaten:

1,5 Kellen Proteinpulver (Vanille)

1 Tasse Haferflocken

1 Pudding-Päckchen (Vanillegeschmack)

2 Tassen fettreduzierte Milch

Zubereitung:

Vermische die Zutaten, bis ein klebriger Teig entsteht. Das sollte einige Minuten dauern. Koche die Masse etwa 3-4 Minuten bei niedriger Temperatur. Gib die Mischung in ein Glas oder in einen Metallbehälter. Dieses Rezept ist auf 8 Protein-Riegel ausgelegt. Stell den Behälter über Nacht in den Kühlschrank.

Nährwertangaben:

Kohlenhydrate 35g

Zucker 6,74g

Proteine 52g

Fette insgesamt (gute, einfach gesättigte Fettsäuren) 1,38g

Natrium 376mg

Kalium 880mg

Calcium 684,7mg

Eisen 1,31mg

Vitamins (Vitamin C; B-6; B-12; A-RAE; A-IU; E; D; D-D2+D3; K; Thianin; Riboflavin; Niacin)

Kalorien 257

3. Fettreduzierte Joghurt-Riegel

Zutaten:

½ Tasse fettreduzierter Frischkäse

2 Tassen fettreduzierter Joghurt

4 Kellen Molkenprotein(Vanille)

½ Tassen Haferflocken

Zubereitung:

Vermische die Zutaten in einer Küchenmaschine. Stelle sie etwa eine Stunde ins Gefrierfach. Schneide die Masse in 8 Protein-Riegel und stelle sie anschließend in den Kühlschrank. Deine Protein-Riegel sind nach 2-3 Stunden verzehrbereit.

Nährwertangaben:

Kohlenhydrate 19g

Zucker 5,76g

Proteine 27,5g

Fette insgesamt 3,3g

Natrium 268,7mg

Kalium 535,3mg

Calcium 456,6mg

Eisen 0,73mg

Vitamins (Vitamin C Askorbinsäure; B-6; B-12; A-RAE; A-IU; E; D; D-D2+D3; K-Phylloquinone; Thianin; Riboflavin; Niacin)

Kalorien 228

4. Hüttenkäse-Riegel

Zutaten:

1 Tasse fettreduzierter Hüttenkäse

4 Kellen Proteinpulver (Schokolade)

1 Tasse Getreideflocken

2 EL Honig

½ TL Zimt

Zubereitung:

Gib den Käse zusammen mit dem Proteinpulver, Honig und Zimt in eine große Schüssel. Vermenge die Zutaten mit einem elektrischen Mixer. Mische, bis du eine cremige Masse erhältst. Füge die Getreideflocken hinzu und rühre einige Minuten um. Wenn deine Mischung zu dick ist, gib etwas Wasser dazu. Gieße die Masse in eine Frisch eingefettete Form und stelle sie etwa eine Stunde kalt. Schneide 10 Protein-Riegel heraus. Sie sind nun verzehrbereit.

Nährwertangaben:

Kohlenhydrate 21g

Zucker 8,58g

Proteine 24g

Fette insgesamt 4g

Natrium 221,2mg

Kalium 361,1mg

Calcium 333,5mg

Eisen 5,23mg

Vitamins (Vitamin C Askorbinsäure; B-6; B-12; Folate-DFE; A-RAE; A-IU; E-alpha-Tocopherol; D; D-D2+D3; K-Phylloquinone; Thianin; Riboflavin; Niacin)

Kalorien 190

5. Protein-Riegel mit Kokos und Vanille

Zutaten:

1 Kelle Vanille-Proteinpulver

1/4 Tasse Kokosflocken

1/4 Tasse gehackte Kokosnuss

1/4 Tasse Milch (fettreduziert)

3 EL geschmolzene, dunkle Schokolade (85% Kakao-Anteil)

Zubereitung:

Lege die Kokosstücke etwa eine Stunde in Wasser ein. Vermenge in der Zwischenzeit das Vanille-Proteinpulver und die Kokosflocken mit Milch. Dazu musst du fettreduzierte Milch verwenden. Das beeinflusst in erheblicher Weise den Nährwertgehalt deines Protein-Riegels. Verrühre alles mit dem elektrischen Mixer. Hebe anschließend die Kokosstücke unter und rühre gut um. Gib die Masse in eine Form und bestreue sie mit geschmolzener Schokolade. Lass die Form einige Stunden im

Kühlschrank stehen. Schneide sie in 3 große Protein-Riegel.

Nährwertangaben:

Kohlenhydrate 20g

Zucker 9,53g

Proteine 19,25g

Fette insgesamt 6,06g

Natrium 53mg

Kalium 353mg

Calcium 302mg

Eisen 12,6

Vitamins (Vitamin C Askorbinsäure; B-6; B-12; Folate-DFE; A-RAE; A-IU; E-alpha-Tocopherol; D; D-D2+D3; K-Phylloquinone; Thianin; Riboflavin; Niacin)

Kalorien 256

6. Protein-Riegel mit Orange und Goji-Beeren

Zutaten:

1 Kelle Proteinpulver (geschmacklos)

3/4 Tasse gemahlene Mandeln

1/4 Tasse geraspelte Kokosflocken

3/4 Tasse Goji-Beeren

1 Tasse Kokosmilch

½ Glas Wasser

1 TL Vanilleextrakt

1 TL geriebene Orangenschale

1 TL Chilipulver

3 EL geraspelte, dunkle Schokolade mit 85% Kakaoanteil

Zubereitung:

Dieses Rezept reicht für 5 sehr gesunde Protein-Riegel. Zuerst musst du geriebene Orangenschale mit dem Chili, dem

Vanilleextrakt und der Kokosmilch vermischen. Koche die Zutaten 10-15 Minuten bei geringer Hitze. Lass sie abkühlen. Vermenge das Proteinpulver, die Mandeln, die geraspelten Kokosflocken, die Goji-Beeren und Wasser einige Minuten in einer Küchenmaschine. Gib die abgekühlte Mischung aus Chili, Vanilleextrakt, Orangenschale und Kokosmilch dazu und rühre weitere1-2 Minuten. Verteile die Mischung auf 8 Behälter und bestreue sie mit dunkler Schokolade. Lass sie einige Stunden im Kühlschrank stehen.

Nährwertangaben:

Kohlenhydrate 14,5g

Zucker 2,61g

Proteine 13,5g

Fette insgesamt 16,6 g

Natrium 49,5mg

Kalium 331mg

Calcium 121,8mg

Eisen 37,6mg

Vitamins (Vitamin C; B-6; B-12; A-RAE; D; D-D2+D3; K-Phylloquinone; Thianin; Riboflavin; Niacin)

Kalorien 248,8 kcal

7. Protein-Riegel mit Kürbiskernen

Zutaten:

2 kleine gekocht Karotten

1/2 Tasse Proteinpulver - Vanille

1/4 Tasse Kürbiskerne

1/4 Tasse fettreduzierte Milch

1 TL Kürbiskernbutter

2 EL brauner Zucker

¼ Tasse Wasser

Zubereitung:

Wasche und schäle die Karotten. Schneide
sie in kleine Stücke und lass sie etwa 20
Minuten kochen (bis sie vollständig gar sind).
Kühle sie ab. Schmelze die Kürbiskernbutter
und gib Zucker dazu. Mische alles einige
Sekunden. Füge dann Milch und Proteinpulver
hinzu. Koche diese Mischung einige Minuten
(3-4 Minuten) und hebe die Karotten unter.
Zerdrücke sie, gib dabei ständig Wasser dazu.
Teile die Mischung in 4 mittlere Behälter und

streue Kürbiskerne darüber. Lass alles einige Stunden im Kühlschrank stehen.

Nährwertangaben:

Kohlenhydrate 21g

Zucker 7,93g

Proteine 17,5g

Fette insgesamt 9,3g

Natrium 52,3mg

Kalium 289mg

Calcium 127,6mg

Eisen 12,3mg

Vitamins (Vitamin C Askorbinsäure; B-6; B-12; Folate-DFE; A-RAE; A-IU; E-alpha-Tocopherol; D; D-D2+D3; K-Phylloquinone; Thianin)

Kalorien 200

8. Orangensaft-Protein-Riegel

Zutaten:

3½ Tassen Haferbrei

1½ Tassen Milchpulver (1,5% Fett)

4 EL Proteinpulver (jeden Geschmack, den du willst)

1 Tasse Honig

2 geschlagene Eiweiß

1 Tasse Orangensaft

1 TL Zimt

Zubereitung:

Träufle etwas fettreduziertes Backspray in eine Backform. Mische den Haferbrei, das Milch- und Proteinpulver in einer Schüssel. Vermenge in einer weiteren Schüssel das Eiweiß, den Orangensaft und den Honig. Hebe die flüssige Mischung unter die trockene. Die Masse sollte dick sein und der eines Cookie-Teiges ähneln. Verteile die Mischung in eine Backform und backe den

Teig im vorgeheizten Backofen bei 180 °C etwa 1015 Minuten. Die Ränder sollten knusprig und braun sein. Schneide den Teig in 10 Stücke und lass ihn abkühlen. Lass ihn über Nacht im Kühlschrank stehen.

Nährwertangaben:

Kohlenhydrate 18,7g

Zucker 3,2g

Proteine 17,5g

Fette insgesamt 14,8 g

Natrium 51,5mg

Kalium 328mg

Calcium 126,8mg

Eisen 29,2mg

Vitamins (Vitamin C; B-6; B-12; A-RAE; D; D-D2+D3; K-Phylloquinone; Thianin; Riboflavin; Niacin)

Kalorien 248,8 kcal

9. Kokos Protein-Riegel

Zutaten:

1 Löffelspitze Vanille-Proteinpulver

2 Löffelspitzen Kokosmehl

½ Tasse Milch

2 große Würfel dunkler Schokolade (80% Kakaoanteil)

Zubereitung:

Das ist ein sehr leichtes Rezept, welches nicht mehr als 10 Minuten in der Vorbereitung braucht. Das Ergebnis werden delikate Protein-Riegel sein. Mische das Proteinpulver mit Kokosmehl und gib Milch dazu. Du solltest eine dichte Masse erhalten. Sollte sie zu dick sein, füge etwas Wasser hinzu. Mit diesem Rezept kannst du nichts falsch machen. Falls du es mit der Flüssigkeit etwas zu sehr übertreiben solltest, hebe trockene Zutaten unter oder umgekehrt. Bist du fertig, forme 3 Protein-Riegel aus dieser Masse und stelle sie in den Kühlschrank. Bereite in der Zwischenzeit die Schokoladen-Glasur vor, indem du die Schokolade bei niedriger

Wärmezufuhr schmilzt. Verteile die Schokolade über die Protein-Riegel und stelle sie für einige Stunden in den Kühlschrank.

Nährwertangaben:

Kohlenhydrate 14,5g

Zucker 2,61g

Proteine 13,5g

Fette insgesamt 16,6 g

Natrium 49,5mg

Kalium 331mg

Calcium 121,8mg

Eisen 37,6mg

Vitamins (Vitamin C Askorbinsäure; B-6; B-12; A-RAE; A-IU; E; D; D-D2+D3; K-Phylloquinone; Thianin; Riboflavin; Niacin)

Kalorien 176,8 kcal

10. Mandel-Protein-Riegel

Zutaten:

¼ Tasse gemahlene Mandeln,

¼ Tasse fettreduzierte Mandelmilch

¼ Tasse frisch gemahlene Leinsamen

½ Tasse Kokosmehl

3 Eiweiß

½ TL Salz

¼ Tasse Mandelbutter

1 EL Honig

Bio-Vanilleextrakt

½ Tasse Rosinen

Zubereitung:

Mische die Mandeln mit Leinsamen, Kokosmehl, Salz und Eiweiß in einer Küchenmaschine. Schmelze die Mandelbutter, bis sie eine goldene Farbe annimmt und gib den Honig, Milch und

Vanilleextrakt dazu. Lass alles einige Minuten kochen. Hebe Mandeln, Leinsamen, Kokosmehl, Salz und Eier unter und lass die Mischung aufkochen. Rühre dann die Rosinen unter. Stell die Mischung etwa eine Stunde zum Abkühlen in den Kühlschrank. Schneide sie in 8 Protein-Riegel und stelle sie über Nacht in den Kühlschrank.

Nährwertangaben:

Kohlenhydrate 21,8g

Zucker 8,61g

Proteine 18,3g

Fette insgesamt 14,6 g

Natrium 54,5mg

Kalium 327mg

Calcium 112,8mg

Eisen 25.3mg

Vitamins (Vitamin C; B-6; B-12; A-RAE; D; D-D2+D3; K-Phylloquinone; Thianin; Riboflavin; Niacin)

Kalorien 232,7 kcal

11. Schokoladenmüsli-Protein-Riegel

Zutaten:

3 Tassen Haferbrei

1 Tasse Schokoladenmüsli

½ Tasse gemahlene Mandeln

½ Tasse gemahlene Haselnüsse

1 Tasse Pflaumen, in kleine Stücke geschnitten (Rosinen, Feigen oder andere)

½ Tasse Erdnüsse

2 EL Kakaopulver

4 Kellen Schokoladen-Proteinpulver

2 Gläser fettreduzierte Milch

Zubereitung:

Vermische die Zutaten in einer großen Schüssel, bis die Mischung erhärtet. Du kannst hierfür einen elektrischen Mixer benutzen. Gib die Mischung in eine Backform und backe sie etwa 30 Minuten in einem vorgeheizten Backofen (180°C). Die Riegel sollten am Ende eine schöne, braune Farbe aufweisen. Nimm sie aus dem Ofen und schneide sie in 8 Protein-Riegel. Lass sie einige Stunden ruhen. Deine Protein-Riegel sind nun zum Verzehr bereit.

Nährwertangaben:

Kohlenhydrate 21,3g

Zucker 8,2g

Proteine 19,4g

Fette insgesamt 13,4g

Natrium 52mg

Kalium 345mg

Calcium 133,2mg

Eisen 2,6mg

Vitamins (Vitamin C; B-6; B-12; A-RAE; D; D-D2+D3; K-Phylloquinone; Thianin; Riboflavin; Niacin)

Kalorien 239 kcal

12. Cranberries-Protein-Riegel

Zutaten:

3 Tassen Haferbrei

½ Tasse Mandeln

1 Tasse getrocknete Cranberries

4 EL Erdnussbutter

1 Glas fettreduzierte Milch

4 Kellen Vanille-Proteinpulver

Zubereitung:

Misch den Haferbrei mit Mandeln und Cranberries in einer Schüssel. Schmelze die Erdnussbutter bei niedriger Temperatur. Wenn du möchtest, gib noch etwas Milch dazu, bevor die Butter schmilzt – auf diese Weise brennt die Erdnussbutter nicht an. Schmilzt die Erdnussbutter, dann füge das Vanille-Proteinpulver hinzu und lass alles kochen. Nimm die Mischung vom Herd und lass sie abkühlen. Gib nun die trockene Mischung dazu und rühre gut um. Teile die

Masse in 5 Behälter für Protein-Riegel und stelle sie in den Kühlschrank. Nach etwa 4 Stunden sind deine Protein-Riegel fertig.

Nährwertangaben:

Kohlenhydrate 19,6g

Zucker 7,9g

Proteine 19,3g

Fette insgesamt 12,3 g

Natrium 51,5mg

Kalium 298mg

Calcium 147mg

Eisen 23,6mg

Vitamins (Vitamin C; B-6; B-12; A-RAE; D; D-D2+D3; K-Phylloquinone; Thianin; Riboflavin; Niacin)

Kalorien 224 kcal

13. Protein-Riegel mit Kokos und Zitrone

Zutaten:

1 Tasse gehackte Mandeln oder Mandelstifte

1,5 Tassen Rosinen

1 Tasse ungesüßte Kokosmilch

1 EL Zitronenschale

2 EL Zitronensaft

Zubereitung:

Gib alle Zutaten in einen Mixer. Lege die Rosinen etwa fünf Minuten, bevor du sie in eine Küchenmaschine überführst. Befülle 5 Behälter für Protein-Riegel mit der Mischung und stelle sie etwa eine Stunde in den Kühlschrank. Das war's auch schon! Deine Protein-Riegel sind fertig.

Nährwertangaben:

Kohlenhydrate 14,3g

Zucker 2,9g

Proteine 14,9g

Fette insgesamt 13g

Natrium 29mg

Kalium 361mg

Calcium 112mg

Eisen 13,6mg

Vitamins (Vitamin C; B-6; B-12; A-RAE; D; D-D2+D3; K-Phylloquinone; Thianin; Riboflavin; Niacin)

Kalorien 200 kcal

14.   Einfacher Protein-Riegel

Zutaten:

2 Kellen Molkenproteinpulver

1 Tasse Bio-Haferbrei

1 Glas fettreduzierte Milch

4 EL Erdnussbutter

4 EL Honig

1 EL Kakaopulver

½ Tasse frisch gemahlene Leinsamen

Zubereitung:

Vermische das Molkenproteinpulver und Kakaopulver mit Milch. Füge Honig und Haferbrei bei. Rühre gut um, um einen Keks ähnlichen Teig zu erhalten. Schmelze die Erdnussbutter in einer Bratpfanne und brate die gehackten Leinsamen etwa 5 Minuten an. Nimm sie aus der Pfanne und hebe sie unter die Mischung. Verteile die Keks ähnliche Mischung in eine Backform und streue Leinsamen darauf. Backe die Mischung bei

180°C etwa 10 Minuten im vorgeheizten Backofen. Lass den Teig einige Zeit abkühlen und schneide ihn in 4 Protein-Riegel. Stelle sie über Nacht in den Kühlschrank.

Nährwertangaben:

Kohlenhydrate 19g

Zucker 4,6g

Proteine 18,5g

Fette insgesamt 12,2 g

Natrium 52mg

Kalium 401mg

Calcium 117mg

Eisen 19,6mg

Vitamins (Vitamin C; B-6; B-12; A-RAE; D; D-D2+D3; K-Phylloquinone; Thianin; Riboflavin; Niacin)

Kalorien 224 kcal

15.   Mandelbutter-Protein-Riegel

Zutaten:

1 Tasse Mandelbutter

3 EL Vanille-Proteinpulver

½ Tasse Ahornsirup

2 Eiweiß

2 Tassen Haferbrei

½ Tasse Kokosraspel

1 TL Backpulver

Zubereitung:

Verwende einen elektrischen Mixer um die Mandelbutter, das Proteinpulver und den Ahornsirup zu verrühren. Gib Eiweiß dazu. Hebe den Haferbrei, die Kokosraspeln und das Backpulver unter. Bereite mit dieser Mischung einen Teig zu. Verteile ihn in eine Backform und backe ihn in einem vorgeheizten Backofen etwa 10 Minuten. Er sollte am Ende eine leicht braune Farbe annehmen. Lass ihn abkühlen und schneide ihn in 4 Protein-Riegel. Bewahre sie in einer geschlossenen Schüssel auf.

Nährwertangaben:

Kohlenhydrate 19g

Zucker 5,2g

Proteine 17,3g

Fette insgesamt 12g

Natrium 51,1mg

Kalium 212mg

Calcium 114mg

Eisen 22mg

Vitamins (Vitamin C; B-6; B-12; A-RAE; D; D-D2+D3; K-Phylloquinone; Thianin; Riboflavin; Niacin)

Kalorien 217 kcal

16.   Müsli-Schokoladen-Riegel

Zutaten:

1,5 Tasse Quinoa-Flocken

½ Tasse gehackte Walnüsse

¼ Tasse ungesüßte, geriebene Kokos

¼ Tasse ungesüßtes Vanille-Proteinpulver

1 Ei

2/3 Tasse Griechischer Joghurt

1/3 Tasse ungesüßte Mandelbutter

3 EL Honig

2 EL geschmolzenes Kokosöl

1 EL Zitronenschale

½ Tasse Rosinen

Zubereitung:

Heize den Ofen auf 180°C vor. Fette die Backform mit Kokosöl ein. Bestreue sie mit Quinoa-Flocken, gehackten Walnüssen und geriebener Kokos und backe die Mischung etwa 6-8 Minuten. Vermenge in der Zwischenzeit den Griechischen Joghurt mit Ei, geschmolzener Mandelbutter, Honig, Zitronenschale und Rosinen. Entferne die Nüsse aus dem Ofen und lass sie abkühlen. Vermische sie mit Griechischem Joghurt und verteile die Masse in 12 Behälter für Protein-Riegel. Stelle sie 3-4 Stunden ins Gefrierfach und bewahre die Protein-Riegel anschließend im Kühlschrank auf.

Nährwertangaben:

Kohlenhydrate 20g

Zucker 5g

Proteine 11g

Fette insgesamt 12g

Natrium 45mg

Kalium 209mg

Calcium 109mg

Eisen 16mg

Vitamins (Vitamin C Askorbinsäure; B-6; B-12; Folate-DFE; A-RAE; A-IU; E-alpha-

Tocopherol; D; D-D2+D3; K-Phylloquinone;
Thianin)

Kalorien 227

17.   Frucht-Protein-Riegel

Zutaten:

1 Tasse gemischte, trockene Früchte

1 Tasse Wasser

1,5 Tasse Haferbrei

1 Tasse Vanille-Proteinpulver

3 EL fettreduzierte Milch

2 TL geriebene Zitronenschale oder Orange

Zubereitung:

Lege die getrockneten Früchte in Wasser und lass sie 10-15 Minuten ruhen. Verwende einen elektrischen Mixer zum Verrühren von Haferbrei, Proteinpulver und Milch. Verteile die Masse in eine Backform. Lege eine Schicht getrocknete Früchte darauf, streue die Zitronen-/Orangenschale darüber und backe den Teig 10 Minuten bei 180°C. Lass ihn abkühlen und schneide ihn in 5 Protein-Riegel. Stelle sie 30 Minuten in den

Kühlschrank und du kannst deine Protein-Riegel genießen.

Nährwertangaben:

Kohlenhydrate 41g

Zucker 23g

Proteine 17g

Fette insgesamt 3g

Natrium 36mg

Kalium 213mg

Calcium 145mg

Eisen 12mg

Vitamins (Vitamin C Askorbinsäure; B-6; B-12; Folate-DFE; A-RAE; A-IU; E-alpha-Tocopherol; D; D-D2+D3; K-Phylloquinone; Thianin)

Kalorien 252

18. Protein-Riegel mit Cranberries und Orange

Zutaten:

1 Tasse gemahlene Walnüsse

½ Tasse Walnussbutter

1,5 Tassen fettreduzierte Milch

1,5 Tassen Vanille-Proteinpulver

1/3 Tasse getrocknete Cranberries

2 TL geriebene Orangenschale

Zubereitung:

Verrühre die Zutaten mit einer Küchenmaschine zu einer cremigen Masse. Verteile die Masse in eine Backform, fette sie mit Walnussbutter ein. Stelle sie über Nacht in den Kühlschrank. Schneide die Masse in 8 gleich große Protein-Riegel und bewahre sie im Kühlschrank auf.

Nährwertangaben:

Kohlenhydrate 41g

Zucker 23g

Proteine 17g

Fette insgesamt 3g

Natrium 23mg

Kalium 222mg

Calcium 118,4mg

Eisen 31mg

Vitamins (Vitamin C Askorbinsäure; B-6; B-12; Folate-DFE; A-RAE; A-IU; E-alpha-Tocopherol; D; D-D2+D3; K-Phylloquinone; Thianin)

Kalorien 252

19. Erdnussbutter-Protein-Riegel

Zutaten:

2 Tassen Haferflocken

4 Kelle Proteinpulver

5 EL Erdnussbutter

1/2 Tasse Milch

Zubereitung:

Ein weiteres sehr einfaches Rezept. Alles, was du tun musst, ist die Zutaten in einer Küchenmaschine zu vermischen und sie in Behälter für Protein-Riegel zu überführen. Mit dieser Mischung erhältst du 5 Protein-Riegel. Lass sie einige Stunden im Kühlschrank stehen. Sie sind nun zum Verzehr geeignet!

Nährwertangaben:

Kohlenhydrate 16g

Zucker 7g

Proteine 16g

Fette insgesamt 2.6g

Natrium 17mg

Kalium 212mg

Calcium 105,3mg

Eisen 12mg

Vitamins (Vitamin C Askorbinsäure; B-6; B-12;
Folate-DFE; A-RAE; A-IU; E-alpha-
Tocopherol; D; D-D2+D3; K-Phylloquinone;
Thianin)

Kalorien 167

20.   Protein-Riegel mit Mandel und Vanille

Zutaten:

½ Tasse Getreideflocken

½ Tasse Proteinpulver

2 EL Erdnussbutter

4 EL gemahlene Mandeln

1 Glas lauwarmes Wasser

Zubereitung:

Lege die Flocken etwa 30 Minuten in lauwarmes Wasser ein. Schmelze die Erdnussbutter bei niedriger Temperatur in einer Bratpfanne (wenn es dir leichter fällt, gib etwas Wasser dazu – ¼ Glas sollte reichen). Brate die Mandeln einige Minuten – bis sie eine leichte Bräune aufweisen. Hebe nun die eingeweichten Flocken und das Proteinpulver unter. Rühre einige Minuten lang gut um. Nimm die Zutaten vom Herd und lass sie abkühlen. Forme aus dieser Mischung 5

Protein-Riegel und lass sie über Nacht im Kühlschrank stehen.

Nährwertangaben:

Kohlenhydrate 23g

Zucker 16g

Proteine 19g

Fette insgesamt 2,8g

Natrium 39mg

Kalium 253mg

Calcium 129,9mg

Eisen 33mg

Vitamins (Vitamin C Askorbinsäure; B-6; B-12; Folate-DFE; A-RAE; A-IU; E-alpha-Tocopherol; D; D-D2+D3; K-Phylloquinone; Thianin)

Kalorien 231

21. Protein-Riegel mit getrockneten Früchten

Zutaten:

2,5 Tassen Haferbrei

½ Tasse Mandeln (geschält und geröstet)

½ Tasse Haselnüsse (geschält und geröstet)

1/3 Tasse Honig

1 Tasse getrocknete Früchte (Cranberries, Aprikosen und gelbe Rosinen)

1 Tasse zuckerfreie Apfelsauce

½ TL Zimt

Zubereitung:

Hacke die Mandeln und Haselnüsse in kleine Stücke. Die getrockneten Früchte ebenso. Verwende eine kleine Bratpfanne und verteile ausreichend Backspray darauf. Backe die Nüsse und Früchte im vorgeheizten Backofen etwa 15 Minuten bei 180°C. Nimm sie aus dem Ofen und lass sie einige Zeit abkühlen. Vermenge in der Zwischenzeit Zimt,

Apfelsauce, Honig und Haferbrei. Benutze eine Küchenmaschine dazu. Das sollte etwa eine Minute dauern.
Nimm die Nüsse und Früchte aus der Pfanne. Hebe die Früchte unter die Mischung und garniere sie mit Nüssen. Backe alles etwas mehr als 5 Minuten. Nimm die Masse aus dem Ofen und lass sie einige Stunden abkühlen. Schneide sie in 20 Protein-Riegel und lass sie über Nacht im Kühlschrank stehen.

Nährwertangaben:

Kohlenhydrate 32,2g

Zucker 17g

Proteine 19,9g

Fette insgesamt 5,6g

Natrium 31mg

Kalium 232,7mg

Calcium 126,4mg

Eisen 27mg

Vitamins (Vitamin C Askorbinsäure; B-6; B-12; Folate-DFE; A-RAE; A-IU; E-alpha-Tocopherol; D; D-D2+D3; K-Phylloquinone; Thianin)

Kalorien 234

22.   Amarant-Protein-Riegel

Zutaten:

1 Tasse Amarant

3 EL Hafer

3 EL getrocknete Goji-Beeren

3 EL getrocknete Cranberries

1 EL Sesam

1 EL Sonnenblumenkerne

2 EL Honig

1 große Banane

1 EL brauner Zucker

½ TL Zimt

1 EL Öl

Zubereitung:

Bereite zuerst das Amarant-Popcorn zu. Die Zubereitung entspricht derjenigen von normalen Popcorn. Verwende eine Bratpfanne und träufle etwas Öl darauf. Gib die

Amarantkerne darin und brate sie 10 Minuten. Bewege die Pfanne hin und her, bis alle Amarantkerne aufgegangen sind. Nimm sie vom Herd und lass sie einige Zeit ruhen.

Schneide in der Zwischenzeit die Banane in kleine Stücke. Vermenge sie in einer Küchenmaschine mit Honig und den anderen Zutaten. Wenn die Mischung zu dick wird, stell sie einfach wenige Minuten in die Mikrowelle. Du erhältst eine cremige Masse. Verteile diese Masse in eine Backform, garniere sie mit Amarant-Popcorn und backe sie im vorgeheizten Backofen etwa 5-10 Minuten bei 180°C. Nimm die Form aus dem Ofen, lass sie einige Zeit auskühlen und schneide sie in 20 Protein-Riegel. Stelle sie über Nacht in den Kühlschrank.

Nährwertangaben:

Kohlenhydrate 41g

Zucker 25,1g

Proteine 23,4g

Fette insgesamt 12g

Natrium 43mg

Kalium 217mg

Calcium 124,7mg

Eisen 38mg

Vitamins (Vitamin C Askorbinsäure; B-6; B-12; Folate-DFE; A-RAE; A-IU; E-alpha-Tocopherol; D; D-D2+D3; K-Phylloquinone; Thianin)

Kalorien 278

23.   Protein-Riegel mit Sesam

Zutaten:

1,5 Tasse brauner Zucker

1 Zitrone

¾ Tasse Sesam

Zubereitung:

Schmelze den Zucker bei niedriger Temperatur, bis ein leicht bräunlicher Karamell entsteht. Rühre gut um und gieße langsam den Zitronensaft hinein. Füge nun Sesam dazu und rühre gut um. Verteile die noch warme Mischung in Behälter für Protein-Riegel. Mit diesem Rezept erhältst du 5 Protein-Riegel. Lass die Protein-Riegel einige Stunden im Kühlschrank abkühlen.

Nährwertangaben:

Kohlenhydrate 18g

Zucker 9g

Proteine 14g

Fette insgesamt 2g

Natrium 16mg

Kalium 87mg

Calcium 8mg

Eisen 7,1mg

Vitamins (Vitamin C; B-6; B-12; D; D-D2+D3;K)

Kalorien 112

24.   Mediterraner Corny mit Johannisbrot

Zutaten:

½ Tasse Haferflocken

3 EL Johannisbrotpulver

2 EL Honig

1 TL Zimt

Eine Prise Salz

1 Eiweiß, zu festem Eischnee geschlagen

3 EL gemischte, getrocknete Früchte

2 EL Orangensaft

2 EL Pflaumenmarmelade

Zubereitung:

Dieses Rezept ist für 6 große Protein-Riegel ausgelegt. Vermenge alle Zutaten in einer Küchenmaschine. Verwende ein Backpapier und lege damit eine Backform aus. Verteile die Mischung darin und backe sie etwa 15 bis 20 Minuten im vorgeheizten Backofen bei

120°C. Nimm die Form aus dem Ofen, schneide den Teig in 6 Stücke und lass ihn abkühlen.

Nährwertangaben:

Kohlenhydrate 39g

Zucker 17,5g

Proteine 29g

Fette insgesamt 9,4g

Natrium 39mg

Kalium 249mg

Calcium 128mg

Eisen 32mg

Vitamins (Vitamin C Askorbinsäure; B-6; B-12; Folate-DFE; A-RAE; A-IU; E-alpha-Tocopherol; D; D-D2+D3; K-Phylloquinone; Thianin)

Kalorien 240

25.   Sesam-Würfel

Zutaten:

1,5 Tasse Honig

1,5 Tasse dunkle Schokolade

½ Tasse Mandelbutter

1,5 Tasse Cornflakes

1,5 Tasse Sesam

1 EL Sesamöl

½ Tasse lauwarmes Wasser

Zubereitung:

Brate zuerst die Sesamkerne an. Träufle etwas Sesamöl darauf, rühre gut um und brate sie einige Minuten. Die Kerne sollten eine leichte Bräune aufweisen. Nimm sie aus der Pfanne und lass sie abkühlen.

Verwende eine große Schüssel und eine Gabel, um die Cornflakes zu zerdrücken. Mische sie mit Sesamkernen, gib lauwarmes

Wasser dazu und lass sie einige Zeit ruhen, damit sie von Wasser durchtränkt sind.

Schmelze in der Zwischenzeit die Mandelbutter bei schwacher Hitze. Gib Schokolade und Honig dazu und schmelze beides. Rühre dabei gelegentlich um. Nimm die Pfanne anschließend vom Herd.

Nimm eine Bratpfanne und verteile darin die Sesamkern-Mischung. Bedecke sie mit geschmolzener Schokolade und schneide sie in 8 Riegel. Bewahre sie 2-3 Stunden im Gefrierfach auf. Nimm sie danach heraus und stelle deine Protein-Riegel in den Kühlschrank.

Nährwertangaben:

Kohlenhydrate 41,8g

Zucker 26g

Proteine 19g

Fette insgesamt 5,6g

Natrium 29mg

Kalium 249mg

Calcium 118,4mg

Eisen 41mg

Vitamins (Vitamin C Askorbinsäure; B-6; B-12;
Folate-DFE; A-RAE; A-IU; E-alpha-
Tocopherol; D; D-D2+D3; K-Phylloquinone;
Thianin)

Kalorien 239

26.   Energie-Riegel

Zutaten:

1 Tasse Haferflocken

4 EL Sonnenblumenkerne

1/3 Tasse Mandelflocken

2 EL Weizenkerne

½ Tasse Blumenhonig

3 EL brauner Zucker

2 EL Erdnussbutter

1 EL Vanilleextrakt

Eine Prise Salz

1 Tasse gehackte, getrocknete Früchte (Aprikosen, Kirschen, Cranberries, Rosinen)

Zubereitung:

Mische die Haferflocken, die Sonnenblumenkerne, die Mandelflocken und die Weizenkerne. Backe sie im vorgeheizten Backofen 5-10 Minuten. Wenn du sie knusprig magst, kannst du die Backzeit auch verlängern, aber übertreib es nicht.

Schmelze den Zucker bei schwacher Hitze in einer Bratpfanne. Gib Honig, Erdnussbutter, Vanilleextrakt und Salz dazu. Rühre einige Minuten gut um. Ist die Masse zu zäh, gib einfach etwas Wasser dazu (1/4 Glass Wasser sollte ausreichen). Verteile die Kerne in der Bratpfanne und rühre gut um. Teile die Mischung on 10 gleich große Stücke und lege sie mit einer Schicht getrockneter Früchte aus. Lass sie einige Stunden im Kühlschrank stehen.

Nährwertangaben:

Kohlenhydrate 38,4g

Zucker 17,1g

Proteine 27,9g

Fette insgesamt 12g

Natrium 39mg

Kalium 298mg

Calcium 112mg

Eisen 29mg

Vitamins (Vitamin C Askorbinsäure; B-6; B-12; Folate-DFE; A-RAE; A-IU; E-alpha-Tocopherol; D; D-D2+D3; K-Phylloquinone; Thianin)

Kalorien 217

27.   Quinoa & Banane Protein-Riegel

Zutaten:

4 EL Quinoa

1 Tasse Haferflocken

1 Ei

1 EL Honig

1 EL Olivenöl

1 TL Zimt

Eine Prise Salz

½ Tasse Rosinen

1/3 Tasse gehackte Haselnüsse

2 EL Sesamkerne

2 mittlere Bananen

Zubereitung:

Koche die Quinoa 10-15 Minuten. Tropfe sie gut ab und lass sie abkühlen. Zerdrücke in der Zwischenzeit die Banane mit einer Gabel. Hebe sie in einer großen Schüssel unter die

Haferflocken, den Zimt, das Ei und Salz. Gib die getrocknete Quinoa dazu.

Träufle etwas Olivenöl in eine Bratpfanne und gib die Haselnüsse und die Sesamkerne dazu. Brate sie bei niedriger Temperatur 5-10 Minuten. Wende sie gelegentlich und nimm sie vom Herd.

Verteile die Quinoa-Mischung in eine mittlere Backform. Bedecke sie mit einer Schicht Haselnüsse, Sesamkerne und Rosinen. Backe die Mischung bei 180°C etwa 10 Minuten. Der Kuchen nimmt eine leichte Bräune an. Teste ihn vor dem Herausnehmen mit einem Zahnstocher. Nimm die Form aus dem Backofen, schneide den Teig in 10 gleich große Stücke und lass sie abkühlen.

Nährwertangaben:

Kohlenhydrate 38,4g

Zucker 17,1g

Proteine 27,9g

Fette insgesamt 12g

Natrium 39mg

Kalium 298mg

Calcium 112mg

Eisen 29mg

Vitamins (Vitamin C Askorbinsäure; B-6; B-12; Folate-DFE; A-RAE; A-IU; E-alpha-Tocopherol; D; D-D2+D3; K-Phylloquinone; Thianin)

Kalorien 150

28.   Reis-Protein-Riegel

Zutaten:

½ Tasse Sesamkerne

1,5 Tasse Haferflocken

1 Tasse Erdnussbutter

1,5 Tasse dunkle Schokolade (80% Kakaoanteil)

1 Tasse Knusper-Reis

2 Tassen gemischte, getrocknete Früchte

½ Tasse gehackte Walnüsse

1 Tasse Honig

Zubereitung:

Backe die Sesamkerne im vorgeheizten Backofen bei 180°C etwa 10 Minuten, bis sie eine braune Farbe annehmen. Nimm sie aus dem Ofen und lass sie abkühlen. Gib die Haferflocken dazu und rühre gut um.

Vermenge die Schokolade, die Erdnussbutter und den Honig und schmelze sie in einer Mikrowelle (2-3 Minuten müsste ausreichen).

Für den nächsten Schritt benötigst du eine mittelgroße Bratpfanne, Bilde drei Schichten – zuerst die Haferflocken und Sesamkerne. Anschließend eine weitere Schicht mit geschmolzener Schokolade, Honig und Erdnussbutter. Bedecke das Ganze mit Knusper-Reis, gehackten Walnüssen und getrockneten Früchten.

Backe die Mischung bei 180°C weitere 5-10 Minuten. Nimm sie aus dem Backofen und lass sie abkühlen. Schneide die Mischung in 10 Protein-Riegel und lass sie einige Stunden im Kühlschrank stehen.

Nährwertangaben:

Kohlenhydrate 38,9g

Zucker 25g

Proteine 23g

Fette insgesamt 6,5g

Natrium 29,3mg

Kalium 259mg

Calcium 113,7mg

Eisen 29mg

Vitamins (Vitamin C Askorbinsäure; B-6; B-12;
Folate-DFE; A-IU; E-alpha-Tocopherol; D; D-
D2+D3; K-Phylloquinone; Thianin)

Kalorien 249

29. Kokos-Banane Protein-Riegel

Zutaten:

3 große Bananen

6 Eiweiß

1 Tasse Kokosmilch

½ Tasse geriebene Kokosnuss

2 TL Vanilleextrakt

2 EL Honig

Zubereitung:

Diese Protein-Riegel sind sehr leicht zuzubereiten. Alles, was du dazu benötigst, ist eine Küchenmaschine. Vermische die Zutaten einige Minuten in der Küchenmaschine, bi seine cremige Masse entsteht. Verteile die Mischung in einen Behälter für Protein-Riegel und stell sie einige Stunden ins Gefrierfach. Nimm sie anschließend aus dem Gefrierfach und bewahre sie im Kühlschrank auf.

Nährwertangaben:

Kohlenhydrate 19,8g

Zucker 4,2g

Proteine 18,6g

Fette insgesamt 11,8 g

Natrium 51,5mg

Kalium 328mg

Calcium 126,8mg

Eisen 29,2mg

Vitamins (Vitamin C Askorbinsäure; B-6; B-12; A-RAE; A-IU; E; D; D-D2+D3; K-Phylloquinone; Thianin; Riboflavin; Niacin)

Kalorien 222,8 kcal

30.   Chili-Protein-Riegel

Zutaten:

1 Tasse Kokosmehl

3 Eiweiß

1 Glas Mandelmilch

1 EL Honig

1 TL Chili

1 EL Kakao

5 EL geriebene, dunkle Schokolade (80% Kakaoanteil)

½ Glas Kokosmilch

Zubereitung:

Gib das Kokosmehl, Eiweiß, Mandelmilch, Honig und Chili in eine Küchenmaschine. Mache weiter, bis du eine cremige Mischung erhältst. Backe den Teig im vorgeheizten Backofen bei 180°C etwa 10-15 Minuten.

Nimm ihn aus dem Ofen und schneide ihn in 5 gleich große Protein-Riegel.

Bringe in der Zwischenzeit die Kokosmilch zum Kochen und gib Kakao und Schokolade dazu. Koche alles 2-3 Minuten und nimm die Zutaten vom Herd. Lass sie einige Zeit auskühlen.

Tunke nun die Protein-Riegel in die Schokoladen-Mischung. Lasse sie 15-20 Minuten in der Schokolade. Bewahre die Protein-Riegel im Kühlschrank auf.

Nährwertangaben:

Kohlenhydrate 17,8g

Zucker 5,2g

Proteine 16g

Fette insgesamt 9g

Natrium 45,9mg

Kalium 342mg

Calcium 113mg

Eisen 21,2mg

Vitamins (Vitamin C; B-6; B-12; A-RAE; D; D-D2+D3; K-Phylloquinone; Thianin; Riboflavin; Niacin)

Kalorien 234 kcal

31. Protein-Riegel mit Griechischem Joghurt

Zutaten:

1 Tasse Griechischer Joghurt

1 große Banane

3 Eiweiß

½ Tasse gehackte Walnüsse

1 TL Vanilleextrakt

½ Tasse Kokosmehl

1 EL brauner Zucker

½ Tasse Cranberries

½ Tasse gehackte Haselnüsse

Zubereitung:

Vermenge den Griechischen Joghurt mit Banane, Eiweiß, gehackten Walnüssen und Vanille in einer Küchenmaschine. Du erhältst eine cremige Masse. Lass die Mischung mindestens eine Stunde im Kühlschrank stehen. Nimm sie aus dem Kühlschrank und forme 8 Protein-Riegel. Bedecke sie mit Cranberries, braunem Zucker und Haselnüssen. Wälze die Riegel in Kokosmehl. Backe den Teig auf Backpapier im vorgeheizten Backofen bei 180°C 10 Minuten. Nimm die Form aus dem Ofen und lass sie abkühlen. Stelle sie in den Kühlschrank.

Nährwertangaben:

Kohlenhydrate 21,9g

Zucker 9,7g

Proteine 19,5g

Fette insgesamt 15g

Natrium 46,3mg

Kalium 312mg

Calcium 148mg

Eisen 30mg

Vitamins (Vitamin C; B-6; B-12; A-RAE; D; D-D2+D3; K-Phylloquinone; Thianin; Riboflavin; Niacin)

Kalorien 216 kcal

32. Apfelsaft-Protein-Riegel

Zutaten:

1 Tasse Haferbrei

½ Tasse Mehl

¼ Tasse gehackte Mandeln und Haselnüsse

¼ Tasse Rosinen

¼ Tasse frisch gepresster Apfelsaft

¼ Tasse Honig

½ TL Zimt

2 EL Öl

1 EL geschmolzene Mandelbutter

Zubereitung:

Mische alle trockenen Zutaten. Gib Öl, Mandelbutter, Apfelsaft und Honig dazu. Rühre gut um, um eine cremige Masse zu erhalten. Verteile die Mischung auf einem Backpapier. Der Teig sollte etwa 1 cm dick sein. Backe ihn im vorgeheizten Backofen bei 120°C 15-20 Minuten. Nimm den Teig aus dem Ofen, schneide ihn in 10 Protein-Riegel und lass sie einige Stunden im Kühlschrank stehen.

Nährwertangaben:

Kohlenhydrate 21g

Zucker 6g

Proteine 19,3g

Fette insgesamt 12g

Natrium 49,5mg

Kalium 318mg

Calcium 112mg

Eisen 23.2mg

Vitamins (Vitamin C; B-6; B-12; A-RAE; D; D-D2+D3; K-Phylloquinone; Thianin; Riboflavin; Niacin)

Kalorien 212 kcal

33. Protein-Riegel mit Feigen

Zutaten:

1 Tasse gehackte Mandeln

¼ Tasse geschnittene, getrocknete Feigen

¼ Tasse geschnittene, getrocknete Pflaumen

¼ Tasse Rosinen

2 TL Zimt

2 EL Haferflocken

½ Tasse Mandelmilch

Zubereitung:

Vermische die Mandeln, die getrockneten
Feigen, Pflaumen, Rosinen, Zimt und
Haferflocken in einer Küchenmaschine. Hebe
die Milch unter und rühre alles weitere 1-2
Minuten um. Verteile die Mischung auf einem
Backpapier und backe im vorgeheizten
Backofen bei 130°C etwa 45 Minuten. Die
Mischung muss sehr trocken sein. Nimm sie
aus dem Ofen, schneide sie in 10 Protein-

Riegel und bewahre sie an einem trockenen und kalten Ort auf.

Wenn es dir leichter fällt, kannst du bereits vor dem Backen Protein-Riegel formen. Verwende eine Gussform für Protein-Riegel und verteile die Mischung darin.

Kleines Geheimnis: Diejenigen, die einen Entfeuchter besitzen, sollten ihn bei diesem Rezept nutzen. Er wird alle Nährstoffe erhalten.

Nährwertangaben:

Kohlenhydrate 20g

Zucker 7,6g

Proteine 19g

Fette insgesamt 12g

Natrium 58mg

Kalium 312mg

Calcium 140,2mg

Eisen 23mg

Vitamins (Vitamin C; B-6; B-12; A-RAE; D; D-D2+D3; K-Phylloquinone; Thianin; Riboflavin; Niacin)

Kalorien 219 kcal

34. Stärke-Protein-Riegel

Zutaten:

2 große Orangen

1 EL leichter Honig

3 EL brauner Zucker

6 EL Mandelbutter

8 EL Ahornsirup

2 EL Cranberry-Marmelade

3 EL Haselnüsse

3 EL weiße Mandeln

2 EL Walnüsse

2 EL gehackte Amarant

3 EL goldene Rosinen

10 EL feine Haferflocken

8 EL geriebene, dunkle Schokolade (80% Kakaoanteil)

Zubereitung:

Wasche und trockne die Orangen. Schäle sie. Presse den Saft aus den Orangen, gib Zucker sowie Honig dazu und bringe alles bei starker Hitze und unter ständigem Rühren zum Kochen, bis die ganze Flüssigkeit ausgetreten ist. Du wirst eine dicke Marmelade erhalten. Schneide Haselnüsse, Mandeln und Walnüsse in kleine Stücke.

Vermische die Mandelbutter, Ahornsirup und Cranberry-Marmelade mit einem elektrischen Mixer. Stelle sie 1-2 Minuten in die Mikrowelle. Nimm sie anschließend wieder heraus und vermenge sie mit Orangenmarmelade, Nüssen, Amarant und Hafer. Du erhältst eine dickflüssige Masse. Lasse sie so. Fülle sie in Gussformen für Protein-Riegel. Forme 10 Protein-Riegel und backe sie im vorgeheizten Backofen etwa10 Minuten bei 180°C. Nimm die Form aus dem Ofen und lass sie abkühlen.

Schmelze die Schokolade einige Minuten in der Mikrowelle. Tunke deine Protein-Riegel in die Schokolade und lass sie einige Stunden im Kühlschrank stehen.

Nährwertangaben:

Kohlenhydrate 28g

Zucker 11g

Proteine 23g

Fette insgesamt 17,8 g

Natrium 58,3g

Kalium 369mg

Calcium 141mg

Eisen 34mg

Vitamins (Vitamin C; B-6; B-12; A-RAE; D; D-D2+D3; K-Phylloquinone; Thianin; Riboflavin; Niacin)

Kalorien 268,8 kcal

35. Aprikosen-Protein-Riegel

Zutaten:

4 EL brauner Zucker

3 EL Honig

4 EL Erdnussbutter

2 EL frisch gepresster Aprikosensaft

1 EL geriebene Orangenschale

1 Tasse Reisflocken

½ Tasse geschnittene Aprikosen

½ Tasse gehackte Walnüsse

Zubereitung:

Vermenge alle Zutaten in einer großen Schüssel. Verwende ein elektrisches Messer, um eine homogene Masse zu erhalten. Heize den Ofen auf 120°C vor. Verteile die Mischung auf einem Backpapier und backe sie etwa 15 Minuten. Sie sollte dabei eine gold-braune Farbe annehmen. Nimm die Masse aus dem Ofen, schneide sie in 5

Protein-Riegel und bewahre sie an einem kalten und trockenen Ort auf.

Nährwertangaben:

Kohlenhydrate 20,7g

Zucker 7,4g

Proteine 19,5g

Fette insgesamt 13g

Natrium 49mg

Kalium 294mg

Calcium 112,8mg

Eisen 27mg

Vitamins (Vitamin C; B-6; B-12; A-RAE; D; D-D2+D3; K-Phylloquinone; Thianin; Riboflavin; Niacin)

Kalorien 259 kcal

36. Protein-Riegel mit gemischten Früchten

Zutaten:

¼ Tasse geschnittene, getrocknete Feigen

¼ Tasse gehackte Datteln

¼ Tasse geschnittene Pflaumen

¼ Tasse weiße Rosinen

¼ Tasse gehackte, getrocknete Orangen

¼ Tasse gehackte, getrocknete Pflaumen

1 Glas frischer Orangensaft

1 Glas frischer Zitronensaft

¼ Tasse gemahlene Walnüsse

¼ Tasse gemahlene Haselnüsse

¼ Tasse Honig

einige Tropfen Rumextrakt

¼ Tasse gehackte Ananas

1 Tasse geschmolzene, dunkle Schokolade (80% Kakaoanteil)

¼ Tasse Kakao

¼ Tasse Mandelbutter

Zubereitung:

Vermische die Früchte, die Nüsse, Honig, Orange und Zitronensaft in einer großen Schüssel. Lass die Mischung in der Schüssel. Schmelze die Mandelbutter bei niedriger Temperatur, gib Rumextrakt, dunkle Schokolade und Kakao hinzu. Lass die Zutaten kurz aufkochen. Rühre ständig um! Nimm den Topf vom Herd und verwende die Mischung, um die Frucht-Nuss-Mischung zu binden. Rühre gut um und forme 18 Protein-Riegel. Bewahre sie einige Stunden im Kühlschrank auf. Diese Protein-Riegel sind sehr lecker und knusprig.

Nährwertangaben:

Kohlenhydrate 27g

Zucker 9g

Proteine 23,8g

Fette insgesamt 17,8 g

Natrium 64mg

Kalium 417mg

Calcium 139mg

Eisen 31mg

Vitamins (Vitamin C; B-6; B-12; A-RAE; D; D-D2+D3; K-Phylloquinone; Thianin; Riboflavin; Niacin)

Kalorien 289kcal

37.   Knuspriger Protein-Riegel

Zutaten:

½ Tasse getrocknete Feigen

¼ Tasse getrocknete Kokosnuss

¼ Tasse geröstete Erdnüsse

¼ Tasse Weizenflocken

¼ Tasse Reisflocken

3 EL geröstetes Weizen

½ Tasse Honig

½ Tasse Erdnussbutter

3 EL Agavensirup

4 EL brauner Zucker

¼ TL gemahlener Zimt

1 TL Vanilleextrakt

Zubereitung:

Vermenge Feigen, getrocknete Kokos und geröstete Erdnüsse in einer großen Schüssel. Füge Weizen, gerösteten Weizen sowie Reis dazu und rühre gut um.

Hebe den Honig in einer kleineren Schüssel unter die Erdnussbutter, den Agavensirup und den braunen Zucker. Koche die Mischung einige Minuten bei schwacher Hitze, bis sich der braune Zucker vollständig aufgelöst hat. Gib Zimt und Vanilleextrakt dazu. Bringe alles zum Kochen und nimm es vom Herd. Verteile die Mischung über die vorbereiteten Nüsse und die Früchte. Rühre gut um.

Verwende ein mittelgroßes Backpapier, verteile die Mischung darauf und backe sie etwa 20 Minuten bei 130°C. Nimm sie aus dem Ofen, schneide den Teig in 24 Protein-Riegel und lass sie mindestens einige Stunden im Kühlschrank stehen.

Nährwertangaben:

Kohlenhydrate 29g

Zucker 11,3g

Proteine 26g

Fette insgesamt 11g

Natrium 61,1mg

Kalium 287mg

Calcium 134mg

Eisen 31mg

Vitamins (Vitamin C; B-6; B-12; A-RAE; D; D-D2+D3; K-Phylloquinone; Thianin; Riboflavin; Niacin)

Kalorien 254 kcal

38. Protein-Riegel mit Hüttenkäse & Heidelbeeren

Zutaten:

1 Tasse fettreduzierter Hüttenkäse

1 Tasse Griechischer Joghurt

2 Eiweiß

½ Tasse Heidelbeeren

4 EL brauner Zucker

1 TL Vanilleextrakt

½ Tasse Kokosmehl

Zubereitung:

Gib alle Zutaten, bis auf das Kokosmehl, in die Küchenmaschine. Rühre gut um, bis eine cremige Mischung entsteht. Verwende eine Gussform für Protein-Riegel, um 10 gleich große Protein-Riegel zu formen. Streue etwas Kokosmehl darüber und friere alles einige Stunden ein. Nimm die Mischung aus dem Gefrierfach und bewahre sie im Kühlschrank auf.

Nährwertangaben:

Kohlenhydrate 18,7g

Zucker 5,2g

Proteine 16,7g

Fette insgesamt 16,5 g

Natrium 54,7mg

Kalium 339mg

Calcium 138,5mg

Eisen 24,8mg

Vitamins (Vitamin C; B-6; B-12; A-RAE; D; D-D2+D3; K-Phylloquinone; Thianin; Riboflavin; Niacin)

Kalorien 236,7 kcal

39.   Chia-Samen-Protein-Riegel

Zutaten:

1 Tasse gehackte Chia-Samen

½ Tasse Walnüsse

½ Tasse Haselnüsse

½ Tasse Cranberries

1 Tasse fettreduzierter Käse

½ Tasse Honig

1 EL Vanilleextrakt

1 TL Zimt

1 Kelle Proteinpulver

Fettreduziertes Backspray

Zubereitung:

Vermische die Chia-Samen mit den Nüssen und dem Käse. Verwende eine Gussform für Protein-Riegel um 8 gleich große Protein-Riegel zu formen.

Kombiniere mit einem elektrischen Mixer Honig, Zimt, Vanilleextrakt und Proteinpulver. Verteile nun die Mischung über die Protein-Riegel.

Heize den Ofen auf 180°C vor. Sprühe das Backpapier mit fettreduziertem Backspray ein und backe die Protein-Riegel etwa 20 Minuten, bis sie eine gold-braune Farbe annehmen. Nimm sie aus dem Ofen und lass sie abkühlen. Bewahre sie einige Stunden im Kühlschrank auf.

Nährwertangaben:

Kohlenhydrate 14,9g

Zucker 5,3g

Proteine18,3g

Fette insgesamt 14.6 g

Natrium 52,7mg

Kalium 326mg

Calcium 127,3mg

Eisen 26,3mg

Vitamins (Vitamin C; B-6; B-12; A-RAE; D; D-D2+D3; K-Phylloquinone; Thianin; Riboflavin; Niacin)

Kalorien 226,3 kcal

40. Haferbrei Protein-Riegel

Zutaten:

1 Tasse Haferbrei

¼ Tasse Cornflakes

½ Tasse gehackte Haselnüsse

6 - 8 Pflaumen, gewürfelt

1/3 Tasse Rosinen

1/3 Tasse Sesamkerne

1/3 Tasse Leinsamen

½ Tasse brauner Zucker

½ Tasse geriebene Schokolade (80% Kakaoanteil)

1 mittlere Orange

1 TL Zimt

1 TL Rumextrakt

½ Tasse Erdnussbutter

2 EL Honig

¼ Tasse geriebene Schokolade (80%
Kakaoanteil) – zum Garnieren

Zubereitung:

Vermenge alle trockenen Zutaten in einer
großen Schüssel. Wasche die Orange, reibe
die Schale ab und presse sie aus. Verwende
eine Bratpfanne, um die Erdnussbutter bei
niedriger Temperatur zu schmelzen. Gib
Zucker, Rumextrakt, Zimt, Schale und
Orangensaft. dazu. Rühre gut um und lass
alles 3-5 Minuten kochen. Füge dann die
trockenen Zutaten in eine Bratpfanne und
rühre gut um. Rühre Honig ein. Nimm die
Pfanne vom Herd, lass sie abkühlen und bilde
15 gleich große Protein-Riegel daraus.
Verziere die Riegel mit etwas mehr
Schokolade und bewahre sie über Nacht im
Kühlschrank auf.

Nährwertangaben:

Kohlenhydrate 27,2g

Zucker 9,2g

Proteine 26,3g

Fette insgesamt 12,8 g

Natrium 96,5mg

Kalium 356mg

Calcium 124,8mg

Eisen 29,2mg

Vitamins (Vitamin C; B-6; B-12; A-RAE; D; D-D2+D3; K-Phylloquinone; Thianin; Riboflavin; Niacin)

Kalorien 278,3 kcal

41. Honig Protein-Riegel

Zutaten:

½ Tasse Mandelbutter

½ Tasse Honig

2 Eis

1/3 Tasse gemahlene Mandeln

½ Tasse getrocknete Aprikosen – in kleine Stücke geschnitten

¼ Tasse geröstete Haselnüsse, fein gehackt

¼ Tasse getrocknete Kirschen, fein gehackt

¼ Tasse Sesam

1/3 Tasse Hafer

1 EL Sesam Öl

Zubereitung:

Für dieses Rezept benötigst du ein kleines Stück Backpapier. Sprühe etwas Sesamöl darauf.

Verrühre die Mandelbutter mit Honig, bis eine cremige Masse entsteht. Hebe die geschlagenen Eier, Nüsse und Früchte dazu. Rühre die Mischung noch einige Minuten mehr.

Heize den Backofen auf 180°C vor. Verteile die Mischung auf ein Backpapier und backe alles etwa 20-25 Minuten, bis sie eine goldene Farbe annimmt. Nimm die Form aus dem Ofen und lass sie etwa 10 Minuten abkühlen. Schneide die Masse in 10 gleich große Protein-Riegel. Du kannst noch etwas mehr Honig darauf geben, aber das ist optional und erhöht den Nährwert. Das Gute an diesem Protein-Riegel ist, dass sie sowohl kalt als auch warm ein Genuss sind.

Nährwertangaben:

Kohlenhydrate 28,7g

Zucker 9,2g

Proteine 27,5g

Fette insgesamt 14,8 g

Natrium 51,5mg

Kalium 328mg

Calcium 126,8mg

Eisen 29,2mg

Vitamins (Vitamin C; B-6; B-12; A-RAE; D; D-D2+D3; K-Phylloquinone; Thianin; Riboflavin; Niacin)

Kalorien 248,8 kcal

42. Protein-Riegel mit Haferbrei und Rosinen

Zutaten:

½ Tasse Haferflocken

½ Tasse gehackte Walnüsse

½ Tasse Rosinen

½ Tasse geschnittene, getrocknete Pflaumen

½ Tasse Sonnenblumenkerne

½ Tasse geschmolzenes Kokosöl

¼ Tasse Chia-Samen

¼ Tasse Honig

¼ Tasse Schokolade (70% Kakaoanteil)

1 TL Zimt

Zubereitung:

Heize den Backofen auf 180°C vor. Verwende eine Kasserolle, um die Schokolade und das Kokosöl bei schwacher Hitze zu schmelzen. Rühre gut um. Vermische beides mit den anderen Zutaten in einer großen Schüssel. Verteile die Mischung auf ein Backpapier und backe sie 15 Minuten. Lass sie abkühlen und bewahre sie einige Stunden im Kühlschrank auf.

Nährwertangaben:

Kohlenhydrate 27,6g

Zucker 9,2g

Proteine 25,3g

Fette insgesamt 15,8 g

Natrium 61,2mg

Kalium 229mg

Calcium 134,4mg

Eisen 24,3mg

Vitamins (Vitamin C; B-6; B-12; A-RAE; D; D-D2+D3; K-Phylloquinone; Thianin; Riboflavin; Niacin)

Kalorien 228 kcal

43.   Protein-Riegel mit Datteln

Zutaten:

½ Tasse gehackte Datteln

¼ Tasse geschnittene, getrocknete Aprikosen

¼ Tasse Rosinen

¼ Tasse getrocknete Cranberries

1 EL Erdnussbutter

¼ TL gemahlener Zimt

5 EL Agavensirup

¼ Tasse gemahlene Walnüsse

¼ Tasse gemahlene Mandeln

Zubereitung:

Verwende eine Küchenmaschine, um die Datteln, Aprikosen, Rosinen und Cranberries zu zerkleinern. Gib die Erdnussbutter, Zimt sowie Agavensirup dazu und mische alles gut. Verteile die Mischung auf ein Backpapier. Streue Walnüsse und Mandeln darauf und drücke sie leicht mit den Händen fest.

Bedecke alles mit Klebefolie und stelle das Papier mindestens 3-4 Stunden in den Kühlschrank. Schneide in 10 gleich große Protein-Riegel.

Nährwertangaben:

Kohlenhydrate 23,4g

Zucker 5,2g

Proteine 19,5g

Fette insgesamt 13,4 g

Natrium 41,4mg

Kalium 353mg

Calcium 135,5mg

Eisen 19mg

Vitamins (Vitamin C; B-6; B-12; A-RAE; D; D-D2+D3; K-Phylloquinone; Thianin; Riboflavin; Niacin)

Kalorien 236,6 kcal

44.   Protein-Riegel mit Pistazien

Zutaten:

1 Tasse geröstete Pistazien – in kleine Stücke gehackt

1 Tasse gehackte Datteln

1 TL Kakao

1 TL Zimt

2 TL Vanillezucker

1 Zitrone

Eine Prise Salz

1 Tasse gemischte, getrocknete Fruchtstücke

Zubereitung:

Verwende einen elektrischen Mixer, um die Pistazien und die Datteln zu verrühren. Gib die weiteren Zutaten dazu und rühre weitere Minuten. Verwende die Mischung, um 10 Protein-Riegel zu erhalten. Du kannst sie mit der Hand formen oder aber eine Gussform für

Protein-Riegel nutzen. Lass sie über Nacht im Kühlschrank stehen.

Nährwertangaben:

Kohlenhydrate 19,7g

Zucker 7,4g

Proteine 18,5g

Fette insgesamt 13,5 g

Natrium 31,8mg

Kalium 326mg

Calcium 124mg

Eisen 23,2mg

Vitamins (Vitamin C; B-6; B-12; A-RAE; D; D-D2+D3; K-Phylloquinone; Thianin; Riboflavin; Niacin)

Kalorien 243,7 kcal

45.   Protein-Riegel-Sirup

Zutaten:

½ Tasse dunkler Zuckersirup

¼ Tasse Erdnussbutter

½ Tasse brauner Zucker

¼ Tasse Walnüsse

¼ Tasse geschnittene, getrocknete Aprikosen

¼ Tasse geschnittene, getrocknete Feigen

1 Tasse Haferflocken

¼ Tasse Kürbiskerne

Zubereitung:

Heize den Backofen auf 180°C vor. Hacke die Walnüsse in kleine Stücke. Verwende eine Kasserolle, um die Erdnussbutter, Zucker und den Zuckersirup zu mischen. Koche alles etwa 5 Minuten bei schwacher Hitze. Rühre gut um. Lass die Mischung kochen. Die Mischung sollte saftig und nur wenig klebrig sein, auf keinen Fall trocken. Nimm den Topf vom Herd und hebe die Walnüsse, die getrockneten Früchte, die Haferflocken und Kürbiskerne unter.

Backe etwa 30 Minuten. Lass die Mischung etwa eine Stunde oder sogar zwei abkühlen, bevor du sie in 10 gleich große Protein-Riegel teilst.

Nährwertangaben:

Kohlenhydrate 26,4g

Zucker 4,6g

Proteine 19,5g

Fette insgesamt 12,2 g

Natrium 21,9mg

Kalium 368mg

Calcium 111mg

Eisen 25,3mg

Vitamins (Vitamin C; B-6; B-12; A-RAE; D; D-D2+D3; K-Phylloquinone; Thianin; Riboflavin; Niacin)

Kalorien 219 kcal

ANDERE GROßARTIGE WERKE DES AUTORS

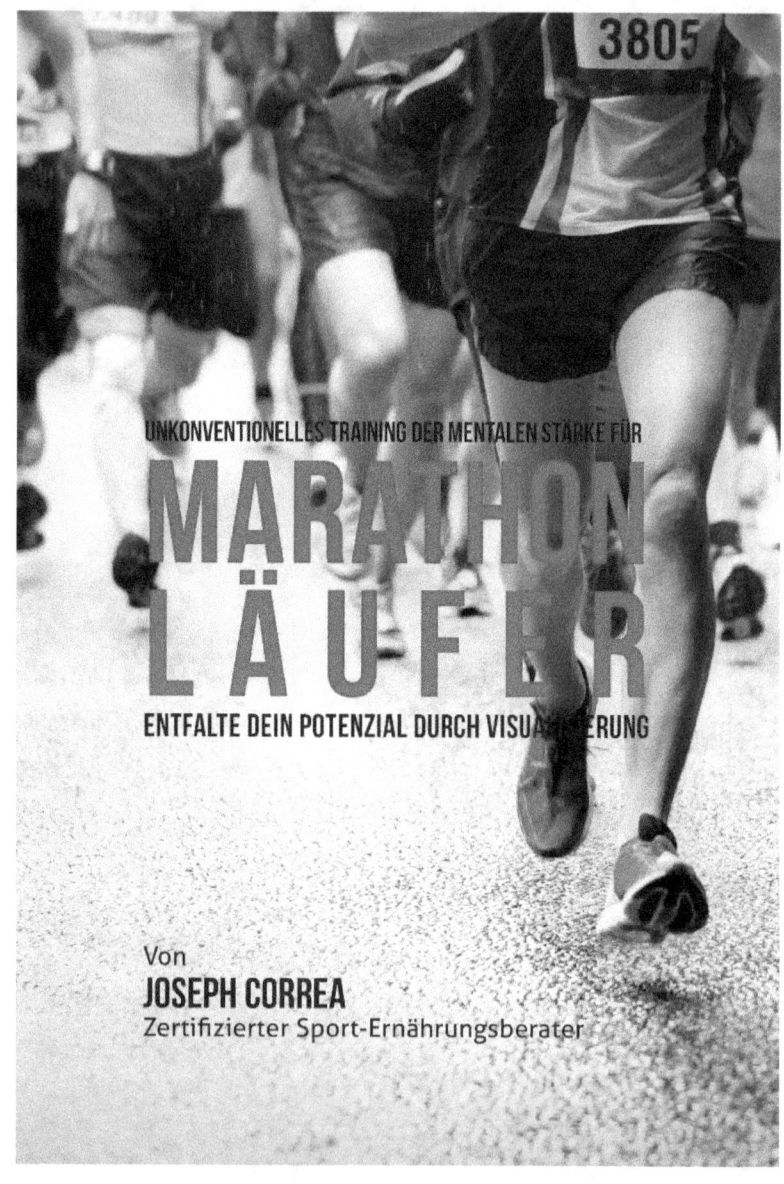

UNKONVENTIONELLES TRAINING DER MENTALEN STÄRKE FÜR

MARATHON LÄUFER

ENTFALTE DEIN POTENZIAL DURCH VISUALISIERUNG

Von
JOSEPH CORREA
Zertifizierter Sport-Ernährungsberater